DE LA

VACCINATION,

ET DES

DES EFFETS DU VACCIN.

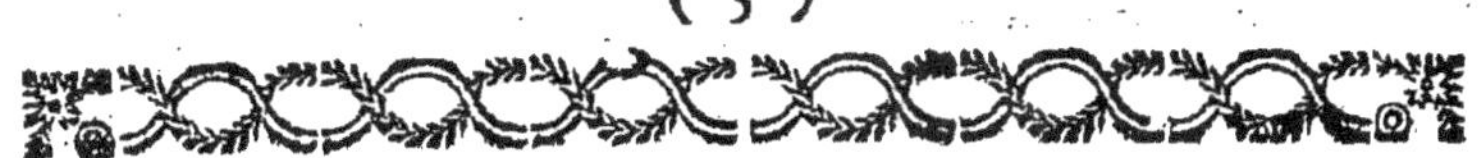

DE LA

VACCINATION,

ET DES

EFFETS DU VACCIN.

Tout le monde sçait aujourd'hui comment le D.r Jenner a découvert que le Cow-pox ou Vaccin produit un effet préservatif de la petite vérole.

Le Vaccin n'est autre chose qu'une humeur limpide qui séche promptement à l'air et devient cassante.

Insérer cette humeur sous l'épiderme, c'est vacciner.

L'art de l'insérer ou inoculer, s'appelle vaccination, et celui qui le pratique Vaccinateur.

Celui qui reçoit le vaccin, est dit vacciné.

L'indisposition qui en résulte, se nomme Vaccine.

L'adjectif est vaccinal : on dit tumeur vaccinale ; d'autres disent vaccinique.

Pour vacciner quelqu'un suivant la meilleure méthode, on pique entre l'épiderme et le derme avec une lancette trempée et chargée de vaccin frais.

Lorsque la piqûre est faite et que l'épiderme est soulevé, on y laisse séjourner un instant la lancette, et on ne la retire qu'en appuyant avec le doigt sur la piqûre comme pour essuyer la pointe de la lancette.

La piqûre doit être très - superficielle : quand elle est profonde, le sang vient et peut rejetter au dehors le vaccin que l'on a introduit ; ou par ce mélange on en atténue l'effet. C'est pour cette raison que toutes les piqûres ne réussissent pas.

On fait ordinairement deux piqûres à chaque bras, à la distance d'un pouce et demi l'une de l'autre, pour multiplier les chances de la réussite, *quoiqu'un seul bouton suffise pour préserver de la petite vérole.*

On laisse sécher la rosée sanguinolente qui paroît et on couvre les piqûres avec une compresse de linge fin, usé, que l'on contient par une bande large. Il faut prendre garde d'enlever le petit caillot, en plaçant l'appareil. Au bout de 24 heures, on délie les bras et on les revêt avec des manches doublées de soie ou de linge très - fin, qui s'attachent au corcet, à l'aîde de galons. La manche de la chemise doit être ôtée.

Période d'inertie. Quand les piqûres ont été bien faites, et que le vaccin pur est inséré sous l'épiderme, les parties vaccinées n'offrent généralement aucun travail bien sensible, du premier à la fin du 3.e jour.

Période d'inflammation. Du 4.e au 5.e jour on apperçoit de la rougeur et un peu d'élévation aux piqûres. (*a*)

Du 5.e au 7.e jour la rougeur est beaucoup plus marquée, et il se forme un bouton qui *est déprimé au centre.* Sur la fin du 7.e le bouton s'étend, il présente

---

(*a*) Le travail du vrai vaccin commence quelquefois plûtard. On en a vu ne se déveloper que le 22.e jour après l'insertion. Il arrive aussi quelquefois que les boutons du même sujet paroissent à des jours différents.

un bourrelet qui contient une matiere limpide déjà très-apparente, et qui lui donne la couleur d'argent mat, ou qui n'est pas poli. La dépression alors est plus sensible, et *c'est elle qui donne le caractère essentiel ou pathognomonique de la vraie Vaccine.*

A cette époque il paroît autour de chaque bouton un cercle rouge plus ou moins vif qu'on appelle aréole.

A ce cercle succéde, le 8.ᵉ jour, ou au plûtard le 9.ᵉ commençant, une inflammation autour des boutons, qui présente l'aspect phelgmoneux, à laquelle se joignent la tention et le gonflement des parties environnant le bouton.

Cette inflammation s'étend le plus souvent à plusieurs pouces autour de chaque bouton, et quand les aréoles sont confondues, elles forment ce que les Vaccinateurs appellent *plaque.*

Depuis la formation des aréoles, le vacciné éprouve du mal-aise, des baillements, quelquefois des nausées et même des vomissements, comme dans la variole inoculée, (ce dernier symptôme est très-rare.) Il y a communément de la fréquence dans le pouls, et même de la fievre qui peut durer deux ou trois jours. Chez les personnes nerveuses, il peut survenir quelques mouvements spasmodiques ; les aisselles deviennent douloureuses, les glandes axillaires enflent; une chaleur mordicante, une démangeaison vive aux parties vaccinées et des pesanteurs aux bras se font sentir.

Dans tous les cas on sent autour de chaque bouton un gonflement qui est dû à l'engorgement du tissu cellulaire environnant ; c'est ce que le D.ʳ Woodwille nomme tumeur vaccinale.

Le D.ʳ Aubert regarde avec raison cette tumeur comme essentielle au dianostic de la vraie Vaccine.

Le bouton a acquis alors tout son développement, et chacune des cellules qui le composent, contient une humeur limpide.

Du 9.ᵉ au 11.ᵉ jour la fievre cesse, la plaque s'éteint; il ne reste plus que des efflorescences.

Vers la fin du 10.ᵉ ou au commencement du 11.ᵉ, il se forme une croûte jaunâtre au centre des boutons; cette croûte brunit du 12.ᵉ au 13.ᵉ, et elle tombe du 23.ᵉ au 30.ᵉ au plûtard. (b)

Quelquefois, par l'effet des piqûres trop profondes, il survient une apparence de suppuration qui est absolument accidentelle.

Tels sont les symptômes ordinaires de la vraie Vaccine préservative.

Il en est une autre espece que l'on appelle fausse Vaccine, ou Vaccine bâtarde, *et qui ne préserve pas de la petite vérole.*

La fausse Vaccine a deux caractères qui présentent deux especes différentes, et une variété.

La premiere se développe sur l'individu *qui a déjà eu la petite vérole.*

La seconde est le produit d'une irritation physique *sur celui qui n'a pas eu la petite vérole.*

Ces deux especes paroissent distinctes dans leur marche et dans leur aspect.

Dans la premiere on voit dès le second jour, au

(b) Les boutons de Vaccine sechent sans suppurer, pourvû qu'ils n'ayent pas été déchirés. Ils sont celluleux ou spongieux.

plûtard le 3.ᵉ la piqûre s'enflammer : il se forme de suite une vésicule très-irrégulière qui contient une matiere bientôt ichoreuse , et qui commence à sécher dès le 6.ᵉ jour; elle ressemble à un bouton ordinaire, ou quelquefois à une simple plaie ; la croûte est toute formée du 8.ᵉ au 9.ᵉ jour; l'aréole est aussi vive, aussi étendue que peut l'être celle qui entoure la vraie tumeur ; elle dure aussi long-tems , seulement elle paroît de meilleure heure ; la démangeaison qu'elle occasionne est très-forte , les aisselles sont douloureuses , et les glandes axillaires enflées. Il n'est pas rare que le vacciné ait mal à la tête , ou quelques accès irréguliers de fievre.

Quoique ce bouton ressemble quelquefois, en petit, à la vraie Vaccine, ses bords ne sont pas élevés en bourrelet ; ils sont applatis , inégaux ; ils ne sont pas tendus et gonflés par la matiere qu'ils contiennent ; cette matiere d'ailleurs beaucoup moins abondante , n'est limpide que pendant très-peu de tems.

On ne peut pas donner à ce bouton le nom de tumeur, car il n'y a pas d'élévation dans les chairs qui l'environnent ; il n'y a point cette induration circonscrite qui fait la base de la tumeur vaccinale. S'il y a tention autour de la plaie, elle est irréguliere et superficielle : ce bouton ne laisse pas de cicatrice , mais seulement une tache à la peau.

Cependant la croûte qui s'est formée de si bonne heure, ne tombe pas plutôt que celle de la vraie Vaccine; elle présente quelquefois le même aspect , avec cette seule différence qu'elle est moins large et moins épaisse.

Il ne faut pas croire que cette pustule naisse chez tous les sujets que l'on vaccine , après qu'ils ont eu la petite vérole. Il arrive souvent que la vaccination ne produit chez eux aucun effet , et que les piqûres sechent promptement sans aucune suite d'événements.

Seconde espece. La seconde espece de fausse Vaccine , n'a lieu que *sur les sujets non variolés*. Elle est l'effet d'une irritation physique faite pendant la vaccination , ou par des lancettes malpropres , ou par celles qui déchirent au lieu de couper , ou lorsque l'on fait des piqûres trop pénétrantes , ou lorsque l'on se sert de lancettes chargées de vaccin ayant encore la consistance vitreuse , ou lorsque pris sur des verres il a été mal dissous avant de l'employer , ou lorsque l'on vaccine avec des fils imprégnés de vaccin sec.

L'action qui détermine cette fausse Vaccine est double :

1.º La dureté des fils, ou la vitrosité du vaccin.

2.º Le vaccin lui - même , lorsque l'humidité de la partie qui le contient l'a dissout.

Dès le jour même, ou dès le lendemain de la vaccination on apperçoit une élévation de la portion de l'épiderme qui recouvre le fil ou le vaccin vitreux, une rougeur vive sur cette portion, et un suintement puriforme aux lévres de la piqûre.

Le 2.ᵉ jour la rougeur est beaucoup diminuée ; la portion d'épiderme est blanche, mais n'offre jamais la teinte argentée de la vraie Vaccine ; elle est plus saillante que la veille , néanmoins on apperçoit encore que le tissu cellulaire environnant la piqûre, conserve quelque tems une légere rougeur.

Du 2.e au 3.e la portion d'épiderme formant un bouton par le travail de la suppuration, et élevée en pointe, se créve et laisse suinter un pus opaque, jaunâtre, auquel succéde une croûte jaune qui tombe le 5.e ou 6.e jour, et qui est quelquefois suivie d'un ulcère profond, difficile à guérir.

Il reste à cette époque une rougeur assez intense avec dureté dans le tissu cellulaire voisin, léger gonflement de la peau, accroissement sensible du cercle rouge, en un mot les mêmes symptômes que ceux qui dénotent un commencement d'action du virus vaccin, mais jamais d'aréoles, ni de douleurs sub-axillaires.

Lorsque l'on emploie pour vacciner, du vaccin mêlé avec du pus, tel qu'il pourroit être recueilli vers la fin de la période d'inflammation, on produit une fausse Vaccine, semblable à celle que nous venons de décrire.

Woodwille conseille de recueillir le vaccin à la fin du 6e. jour : le Comité de Paris dit de le prendre du 8.e au 9.e ; la Société médicale de Tours l'employe au commencement du 8.e jour.

La croûte pouvant commencer à la fin du 9.e jour, il ne seroit pas sûr d'employer le vaccin le 9e, car dès que la croûte paroît au centre du bouton, le vaccin a déjà perdu depuis quelques heures sa limpidité et sa transparence qui est la condition absolue pour qu'il produise une Vaccine préservative.

Pour obtenir le vaccin pur, on pique horizontalement un bouton de Vaccine à différents endroits de

Variété.

Moment pou
cueillir le va

Méthode
l'obtenir et
ployer.

la partie la plus élevée de son bourrelet avec la pointe
d'une lancette : quelques secondes après, il suinte une
humeur limpide dont on charge la pointe de la lancette pour l'introduire au plutôt sous l'épiderme par
une piqûre superficielle.

On recharge la pointe de la lancette à chaque piqûre que l'on veut faire.

arque,

Il faut que le bouton dont on veut prendre du vaccin
soit intact : s'il a été déchiré ou déjà ouvert, il est
d'une qualité suspecte, la piqûre ou la déchirure hâ-
tant l'apparution du pus.

cautions à
e,

Celui qui reçoit le vaccin doit être bien portant.

La grossesse commode et la dentition facile, n'em-
pêchent point la Vaccination.

On ne vaccine un enfant qu'à l'âge de deux mois,
et les adultes à tout âge.

La Vaccine qui préserve de la petite vérole, ne met
pas, pendant toute sa durée, à l'abri des autres maladies qui peuvent requérir des soins ; mais comme elle
ne reçoit de ces maladies et ne porte sur elles aucune
influence, les seuls symptômes étrangers doivent dé-
cider le traitement à employer.

S'il ne survient aucun accident étranger pendant le
cours de la Vaccine, il ne faut employer aucun mé-
dicament, et le vacciné ne doit être soumis à aucun
régime particulier ; il suffit d'éloigner de lui les causes
de maladies ou d'indispositions.

ervations.

S'il arrive que quelqu'un, avant ou pendant les pre-
miers jours de la Vaccine, ait contracté la contagion
de la petite vérole, alors le vaccin n'ayant pas eu le

tems de produire l'effet préservatif qu'on lui connoît, la Vaccine et la petite vérole marchent ensemble sans se confondre. (*c*)

On a remarqué jusqu'à présent que dans cette circonstance la petite vérole n'avoit jamais été confluente.

On a vu la rougeole et la scarlatine, etc. se déclarer peu de jours après la vaccination, parcourir leurs périodes, et la Vaccine qui en avoit été retardée, suivre ensuite sa marche réguliere.

La petite vérole est quelquefois accompagnée d'éruption qui lui sont étrangères, sous certains rapports : ces éruptions peuvent également paroître lorsque le vaccin agit sur le système général, et la fievre en est toujours la compagne ; elles disparoissent bientôt. On en a compté trois especes, dont deux ne sont que des ébulitions : l'une ressemble à la scarlatine, l'autre à la rougeole sans en avoir les caractères principaux. Ces deux éruptions, ainsi que les pétéchies brunes qui les remplacent, ne sont pas d'un intérêt majeur pour les vaccinés. La 3.ᵉ espece n'a été bien connue que dans les maisons d'inoculation, ou dans les lieux infectés par une épidémie varioleuse ; ce sont des pustules blanches ressemblant à la vraie variole ; elles sont décrites par Woodwille qui les observa le premier à Londres, et par Odier qui les vit naître à Genêve, pendant l'épidémie. Ces boutons durent neuf jours ; ils ont de l'o-

---

(*c*) L'infection variolique se manifeste du 9.ᵉ au 10.ᵉ jour. Si l'on vaccine dans un tems plus ou moins éloigné de l'éruption de la petite vérole, le vaccin qui doit paroître le 4.ᵉ jour après la vaccination, commence son action dans le tems qui lui est ordinaire, et toutes choses demeurent égales entre elles.

deur et sont contagieux. On sçait que ces symptômes
appartiennent exclusivement aux caractères varioliques.

Il survient quelquefois, après l'efflorescence, une
éruption semblable au *pemphigus*, mais sans ampoules;
ces taches disparoissent très rapidement, sans avoir
produit aucun mal-aise.

L'érésypele qui paroît pendant l'action du vaccin,
n'exige, lorsqu'il est trop enflammé, que des lotions
avec de l'eau chaude, ou de l'eau de goulard légère.

La piqûre accélerant la formation du pus, et les symptômes diminuant d'intensité à mesure que le pus se per-
fectionne, nous avons l'habitude de piquer les boutons, de les vuider, un excepté, que l'on conserve intact, afin que le vaccin produise complettement son
effet préservatif.

Il est encore une autre espece d'éruption qui tient
plus de la nature de la ~~variole~~ ou petite vérole vo-
lante. Les boutons qui se levent ne suppurent jamais,
ils conservent une sérosité limpide qui n'a pas d'odeur,
ils offrent à leur base une espece d'aréole comme dans
la vraie Vaccine. On a pensé que cette sérosité pouvoit
donner la Vaccine, comme celle prise sur un bouton
principal, mais nous avons vacciné, avec cette sérosité, deux sujets, et il n'est résulté aucun effet de cette
vaccination. Au reste ces cas sont rares, et ne changent
point la bénignité de la maladie. (*d*)

Il faut tenir chaudement les piqûres. L'expérience a

(*d*) Plusieurs enfants chez qui l'action du principe de vie étoit foible et
languissant avant la vaccination, ont obtenu, par l'effet du vaccin, un chan-
gement avantageux dans leur constitution physique.

appris au Dr Woodville que leur contact avec l'at-
mosphère augmente l'inflammation et accélère son
développement ; qu'il peut s'en suivre des ulcères très-
profonds et phagédéniques , ainsi qu'il arrive souvent
lorsqu'on déchire les boutons, ou que l'on arrache les
croûtes.

Dans ces cas malheureux on employe les émollients ;
et quand l'inflammation a été tombée , Jenner s'est servi
avec succès des topiques mercuriels et même des escar-
rotiques ; rarement ces accidents résistent à l'action de
ces médicaments.

Quand le Vaccinateur prend les précautions indiquées
ci-dessus, la Vaccine n'est jamais une maladie, mais
seulement une légère indisposition.

Il est conftant que ceux qui ont eu la vraie Vaccine
sont préservés de la petite vérole. Mais si le travail
du vaccin a commencé avant la fin du 3.e jour ; si
le 7.e le bouton n'est pas déprimé dans son centre, et
si le bourrelet n'est pas bien apparent vers le 8.e ; si
la couleur du bouton n'est pas blanche et n'a pas l'aspect d'un lingot d'argent fondu ; si sa base n'est pas
une tumeur dans les chairs, assez renittente, de 5 à 6
lignes de diamètre , et si elle ne reste pas après la
chute de la croûte, déprimée au centre et un peu fron-
cée, le sujet n'a pas eu la Vaccine préservative.

Il faut recommencer la vaccination aussitôt la chute
des premières croûtes , à moins que la personne n'ait
eu le bouton qui survient à ceux qui ont eu la variole,
et que nous avons décrit comme première espece de
la fausse Vaccine.

Les personnes qui auront des doutes sur la qualité de leur Vaccine, pourront se présenter au Musée, les jours de vaccination ; la Société réunie se fera un plaisir de leur faire connoître la vérité. Tous les Officiers de santé du Département sont invités à communiquer à la Société les faits qui leurs paroîtront extraordinaires, et à en donner les détails les mieux circonstanciés : ils peuvent compter sur l'exactitude de la Société à leur répondre.

Ceux qui ne connoissent pas la partie historique de la Vaccine, peuvent consulter le N.° du 10 Germinal dernier du Journal du Département d'Indre et Loire, ils y trouveront l'abrégé des faits qui constatent les avantages de la vaccination sur l'inoculation.

Nos Lecteurs sont prévenus que c'est par la voie de ce Journal du Département, que la Société médicale leur transmettra désormais ce qu'elle desire leur faire connoître, tant sur la Vaccine que sur les autres parties de la Médecine qui peuvent intéresser la santé publique.

F I N.

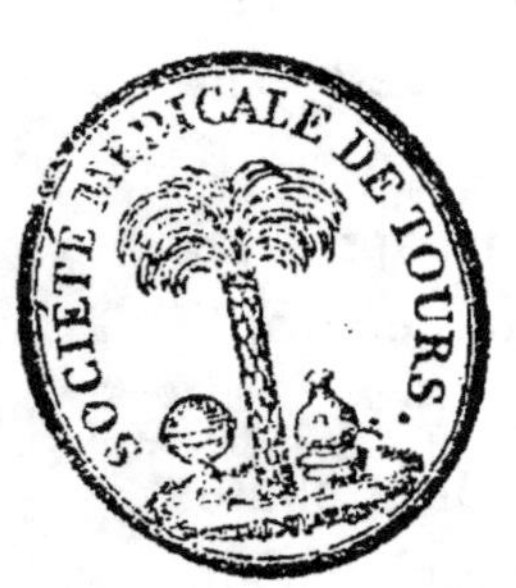

À T O U R S, chez F. VAUQUER - LAMBERT,
Imprimeur de la Société - Médicale.

www.ingramcontent.com/pod-product-compliance
Lightning Source LLC
LaVergne TN
LVHW010249060726
842527LV00007B/2692